50 Ricette Succose Per Abbassare La Pressione Sanguigna: Un Modo Semplice Per Ridurre La Pressione Alta

di

Joseph Correa

Nutrizionista Sportivo Certificato

COPYRIGHT

RINGRAZIAMENTI

La realizzazione e il successo di questo libro non avrebbero potuto essere possibili senza la mia famiglia.

50 Ricette Succose Per Abbassare La Pressione Sanguigna: Un Modo Semplice Per Ridurre La Pressione Alta

di

Joseph Correa

Nutrizionista Sportivo Certificato

CONTENUTI

Copyright

Ringraziamenti

Cenni sull'autore

Introduzione

50 Ricette succose per abbassare la pressione sanguigna: un modo semplice per ridurre la pressione alta

Altri grandi titoli dell'autore

CENNI SULL'AUTORE

Come nutrizionista sportivo certificato e atleta professionista, sono fermamente convinto che una corretta alimentazione ti aiuterà a raggiungere i tuoi obiettivi più velocemente e in modo efficace. La mia conoscenza ed esperienza mi ha aiutato a vivere in modo più sano nel corso degli anni che ho condiviso con la famiglia e gli amici. Quanto più si sa di mangiare e bere in modo sano, tanto prima si vorrà cambiare la tua vita e abitudini alimentari.

La nutrizione è una parte fondamentale nel processo per ottenere una forma migliore e quindi inizia oggi.

INTRODUZIONE

50 Ricette succose per abbassare la pressione sanguigna ti aiuterà a controllare la pressione sanguigna in modo più naturale e veloce. L'ipertensione è un grave problema di salute che dovrebbe essere affrontato con l'esercizio fisico e la corretta alimentazione. Queste ricette non nascono come sostitutive dei pasti, ma dovrebbero integrare una normale giornata con pasti regolari.

Essere troppo occupato a mangiare correttamente a volte può diventare un problema ed è per questo che questo libro ti farà risparmiare tempo e contribuirà a nutrire il tuo corpo per raggiungere gli obiettivi che desiderati.
Questo libro ti aiuterà a:

-Abbassare la tua pressione sanguigna alta

-Ridurre I grassi.

- Detergere il tuo flusso di sangue.

-Avere Più energia.

-Accelerare naturalmente il tuo metabolismo a diventare più veloce.

-Migliorare Il tuo sistema digestivo.

Joseph Correa è un nutrizionista sportivo certificato ed un atleta professionista.

50 RICETTE SUCCOSE PER ABBASSARE LA TUA PRESSIONE SANGUIGNA

1. Sorpresa all'alba

Questa ricetta succosa risolve molti problemi correlati alla pressione alta. E' ricca di vitamine e minerali che trasformeranno il tuo corpo in una fabbrica sana di energia.

Benefici:

Sedano è conosciuto per avere un alto contenuto di calcio. Il sedano aiuta nel controllo della pressione sanguigna alta. Le pere hanno un principio anti-ossidante che riesce a tenere sotto controllo la pressione.

Ingredienti:

- Mele - 2 grandezza media 360g
- Carote- 2 grandezza media 122g
- Sedano - 3 gambi, grandi 190g
- Limoni (senza buccia) - 2 frutti 165g

- Pere - 2 grandezza media 356g

Preparazione:

- **Lava accuratamente tutti gli ingredienti.**
- **Spremi bene e goditi subito questa bevanda fresca.**

Calorie totali: 381

Vitamine: Vitamina A 785ug, Vitamina C 187mg, Calcio 130mg

Minerali: Sodio 221mg, Potassio 2454mg

Zuccheri 55g

2.   Crema leggera

Il modo migliore per prenderti un momento di relax e una carica di energia per tutta la giornata è iniziare con un succo naturale. Questa è una grande ricetta che farà di più, provala!

Benefici:

Alcuni composti di proteine che si trovano solo negli spinaci sono ottimi per abbassare la pressione sanguigna. Poi il peperone è noto per ridurre il colesterolo e la pressione alta.

Ingredienti:

- Cetrioli - 1/2 cetrioli 150g
- Prezzemolo - 2 manciate 80g
- Peperone - 1/2 grandezza media 59g
- Spinaci - 1 tazze 30g
- Pomodori - 3 grandezza media 350g
- Cavolo (rosso) - 1 foglie 22g

Preparazione:

- **Lava accuratamente tutti gli ingredienti.**

- **Spremi bene e goditi subito questa bevanda fresca.**

Calorie totali: 115

Vitamine: Vitamina A 205ug, Vitamina C 97mg, Calcio 221mg

Minerali: Sodio 212mg, Potassio 1755mg

Zuccheri 13g

3.   Lifting alla menta

Una varietà di frutta e verdure fanno di questo un grande succo per avere un corpo sano. Ecco perché questa ricetta è potente e salutare, e si dovrebbe provare la mattina.

Benefici:

Un recente studio ha dimostrato che i cibi ricchi di potassio abbassano la pressione sanguigna. Le arance sono una grande fonte di vitamina C.

Ingredienti:

- Cetrioli - 1 cetriolo 300g
- Arance - 2 frutti 260g
- Ananas - 1/4 frutti 226.25g
- Spinaci - 5 manciate 125g
- Banana – 1 grandezza media 90g

Preparazione:

- **Lava accuratamente tutti gli ingredienti.**
- **Spremi bene e goditi subito questa bevanda fresca.**

Calorie totali: 184

Vitamine: Vitamina A 421ug, Vitamina C 154mg, Calcio 202mg

Minerali: Sodio 71mg, Potassio 1322mg

Zuccheri 30g

4.   HT Succo

Se si desidera un corpo e mente sani si dovrebbero aggiungere diverse ricette succose che includano verdure a foglie e miscelazione per una migliore degustazione degli ingredienti e per migliorare il sapore della bevanda.

Benefici:

Il succo di lime è utile per le persone che soffrono di problemi cardiaci perché contiene potassio. Aiuta anche a controllare la pressione sanguigna e riduce lo stress mentale.

Ingredienti:

- Mele - 2 grandezza media 364g
- Cavolo riccio - 5 foglie 175g
- Lime - 1/2 frutti 32g
- Arancia - 150g
- Carote-1 grande 70g

Preparazione:

- **Lava accuratamente tutti gli ingredienti.**

- **Spremi bene e goditi subito questa bevanda fresca.**

Calorie totali: 160

Vitamine: Vitamina A 300ug, Vitamina C 191mg, Calcio 109mg

Minerali: Sodio 103mg, Potassio 1437mg

Zuccheri 43g

5.   Grande A

È sempre possibile utilizzare una nuova ricetta succosa che contiene minerali tutti essenziali e vitamine utili all'organismo che risulterà, alla fine, più sano. Questa è un'altra grande bevanda per la mattina.

Benefici:

La pectina delle mele abbassa i livelli di colesterolo e può anche contribuire a ridurre la pressione sanguigna. Il Succo di Pera ha un effetto anti-infiammatorio ed è un ottimo fornitore di nutrienti.

Ingredienti:

- Mele - 2 grandezza media 360g
- Arancia (senza buccia) - 1 frutto 130g
- Pere - 2 grandezza media 356g
- Patate dolci - 130g
- Lime ½ - 33g

Preparazione:

- **Lava accuratamente tutti gli ingredienti.**

- **Spremi bene e goditi subito questa bevanda fresca.**

Calorie totali: 307

Vitamine: Vitamina A 610ug, Vitamina C 61mg, Calcio 123mg

Minerali: Sodio 120mg, Potassio 1221mg

Zuccheri 60g

6.   Dolce giornata

Questa ricetta succosa è molto valida, se desideri un cambiamento positivo al tuo cuore. Se hai avuto problemi di cuore in passato prova questa bevanda e vedi che cosa può fare per te.

Benefici:

Le barbabietole hanno proprietà medicinali, contribuiscono a normalizzare la pressione sanguigna, e hanno anche un alto contenuto di carboidrati, una grande fonte di energia immediata.

Ingredienti:

- Barbabietola (gialla) - 1 barbabietola 80g
- Carote- 3 grandi 215g
- Cetrioli - 1/2 cetrioli 150g
- Radice di zenzero - 1/2 pollice 12g
- Lime- ½ 33g

Preparazione:

- **Lava accuratamente tutti gli ingredienti.**

- **Spremi bene e goditi subito questa bevanda fresca.**

Calorie totali: 137

Vitamine: Vitamina A 1104mg, Vitamina C 19mg, Calcio 143mg

Minerali: Sodio 265mg, Potassio 1391mg

Zuccheri 22g

7.   Idolo Verde

Dovresti provare questo succo a pranzo perché è molto ricco di sostanze nutritive che saranno assorbite meglio in quel momento della giornata ed saranno più facili da digerire.

Benefici:

Il cetriolo è una componente essenziale del tessuto connettivo sano, e aiuta anche a ridurre la pressione sanguigna.

Ingredienti:

- Sedano - 4 gambi, grandi 255g
- Cetrioli - 1 cetriolo 300g
- Radice di zenzero - 1 pollice 24g
- Limone - 1/2 frutti 42g

Preparazione:

- **Lava accuratamente tutti gli ingredienti.**
- **Spremi bene e goditi subito questa bevanda fresca.**

Calorie totali: 183

Vitamine: Vitamina A 764ug, Vitamina C 171mg, Calcio 312mg

Minerali: Sodio 195mg, Potassio 1872mg

Zuccheri 30g

8. Mix curativo

Ecco un altro grande succo che ti aiuterà a migliorare la tua salute e il tuo modo di sentire. Se la combinazione di limone e di arancia è troppo forte per te, semplicemente puoi eliminare uno dei due, ma se si può bere insieme sarà meglio.

Benefici:

Il Succo di Limone riduce la depressione e controlla la pressione alta, e consumando Vitamina C si riduce l'incidenza di ulcere peptiche.

Ingredienti:

- Sedano - 4 gambi, grandi 255g
- Limone (con scorza) - 1/2 frutti 28g
- Arancia (senza buccia) - 1 grandi 180g
- Spinaci - 5 manciate 125g

Preparazione:

- **Lava accuratamente tutti gli ingredienti.**

- **Spremi bene e goditi subito questa bevanda fresca.**

Calorie totali: 202

Vitamine: Vitamina A 250ug, Vitamina C 87mg, Calcio 211mg

Minerali: Sodio 211mg, Potassio 1501mg

Zuccheri 40g

9.   Brontolio succoso

Le ricette succose sono un modo veloce per tenere il passo con uno stile di vita moderno, per gli individui che stanno cercando di avere un corpo sano. Questa è una grande ricetta per abbassare la pressione sanguigna e rafforzare il tuo cuore.

Benefici:

Lo zenzero potrebbe avere un ruolo fondamentale nel ridurre il colesterolo e aiuta anche abbassare la pressione alta. L'estratto di buccia di mela può ridurre il rischio di cancro al fegato quindi sarebbe meglio lavarla bene e includere la buccia quando spremi tutto.

Ingredienti:

- Mele - 2 grandezza media 365g
- Sedano - 3 gambi, grandi 192g
- Cetrioli - 1 cetriolo 300g
- Lime (con scorza) - 1 frutto 65g
- Prezzemolo - 1 mazzetto 150g

Preparazione:

- **Lava accuratamente tutti gli ingredienti.**
- **Spremi bene e goditi subito questa bevanda fresca.**

Calorie totali: 202

Vitamine: Vitamina A 590ug, Vitamina C 156mg, Calcio 281mg

Minerali: Sodio 197mg, Potassio 1789mg

Zuccheri 28g

10. Succo All Star

Inizia la giornata con grinta con questo grande mix di Frutti e deliziose verdure. Questi ingredienti sono perfetti per te, perché sono ricchi di sostanze nutritive e vitamine.

Benefici:

Le pere contengono glutatione, anti-cancerogeno che aiuta a prevenire la pressione sanguigna alta. Le carote ricche di beta-carotene possono anche ridurre la pressione alta.

Ingredienti:

- Carote - 4 grandezza media 220g
- Cetrioli - 1 cetriolo 300g
- Limone - 1 frutto 58g
- Pera - 1 grandezza media 178g
- Sedano - 1 gambi, grandi 62g

Preparazione:

- **Lava accuratamente tutti gli ingredienti.**
- **Spremi bene e goditi subito questa bevanda fresca.**

Calorie totali: 210

Vitamine: Vitamina A 1044ug, Vitamina C 40mg, Calcio 139mg

Minerali: Sodio 149mg, Potassio 1451mg

Zuccheri 32g

11.   Succo per ragazzi

Quando ogni secondo è prezioso e ti senti come fuori tempo per essere più sano, non devi trascurare il corpo, e così questo succo impressionante farà miracoli per te e il tuo corpo in un brevissimo periodo di tempo.

Benefici:

Il sedano è formidabile per abbassare la pressione alta ed è una grande fonte di nutrienti.

Ingredienti:

- Sedano - 3 gambi, grandi 190g

- Cetrioli - 1/2 cetrioli 150g

- Radice di zenzero - 1/2 pollice 12g

- Cavolo riccio - 2 foglie 70g

- Banana - 1 grandezza media 90g

Preparazione:

- **Lava accuratamente tutti gli ingredienti.**

- **Spremi bene e goditi subito questa bevanda fresca.**

Calorie totali: 200

Vitamine: Vitamina A 503ug, Vitamina C 176mg, Calcio 276mg

Minerali: Sodio 133mg, Potassio 1569mg

Zuccheri 45g

12. Succo Mr. Cuore Sano

Assicurati di iniziare la giornata con questo sano mix per il cuore con un ottimo sapore, grazie alla combinazione di banana e mela.

Benefici:

Le banane svolgono un ruolo importante nel ridurre la pressione sanguigna. Le mele abbassano il colesterolo e anche aumentano la densità ossea.

Ingredienti:

- Carote- 4 grandezza media 242g

- Sedano - 3 gambi, grandi 190g

- Radice di zenzero - 1/2 pollice 11g

- Banana – 1 grandezza media 90g

- Mela – 1 grandezza media 180g

Preparazione:

- **Lava accuratamente tutti gli ingredienti.**

- **Spremi bene e goditi subito questa bevanda fresca.**

Calorie totali: 233

Vitamine: Vitamina A 1312ug, Vitamina C 27mg, Calcio 143mg

Minerali: Sodio 310mg, Potassio 1670mg

Zuccheri 44g

13. Bibita per l'inizio di una colazione splendida

Ecco una grande ricetta con cui iniziare la giornata. Manterrà il tuo livello di energia elevato durante l'intera giornata e sarà anche un'ottima fonte di vitamina, quindi provala.

Benefici:

I Pomodori sono conosciuti per essere eccellenti per il cuore e possono abbassare la pressione sanguigna. Essi sono anche una grande fonte di Vitamina C.

Ingredienti:

- Mele (verdi) - 1 grandezza media 180g
- Cetrioli - 1 cetriolo 300g
- Uva (verde) - 15 grape 90g
- Spinaci - 2 tazze 60g
- Pomodoro - 1 grandezza media 121g

Preparazione:

- **Lava accuratamente tutti gli ingredienti.**

- **Spremi bene e goditi subito questa bevanda fresca.**

Calorie totali: 179

Vitamine: Vitamina A 540ug, Vitamina C 59mg, Calcio 144mg

Minerali: Sodio 112mg, Potassio 1448mg

Zuccheri 31g

14. Barbabietola sospensione per pioggia

Se sei pronto ad iniziare una sana abitudine, questa spremitura è una splendida idea. Le dolci patate in questa bevanda daranno un nuovo gusto da provare.

Benefici:

Studi medici hanno dimostrato che la barbabietola nella tua dieta aiuta a proteggere il corpo contro le malattie cardiache. Aiuta anche a rigenerare i globuli rossi che portano ossigeno fresco nel corpo.

Ingredienti:

- Mela - 1 grandezza media 180g
- Barbabietola - 1 barbabietola 170g
- Limone - 1/2 frutto 42g
- Arance (senza buccia) - 2 frutti 262g
- Patate dolci - 1 130g

Preparazione:

- **Lava accuratamente tutti gli ingredienti.**

- **Spremi bene e goditi subito questa bevanda fresca.**

Calorie totali: 245

Vitamine: Vitamina A 450ug, Vitamina C 87mg, Calcio 137mg

Minerali: Sodio 227mg, Potassio 1894mg

Zuccheri 34g

15.   Arcobaleno Parade

Il mondo della scienza sta ancora scoprendo nuove cose su come frutta e verdura sono importanti per la nostra vita. Qui è un grande esempio di una ricetta che ti farà venire voglia di aggiungerle ai tuoi pasti di tutti i giorni.

Benefici:

Un recente studio ha dimostrato che gli alimenti ricchi di magnesio e fibre aiutano il corpo ad abbassare la pressione sanguigna a livelli sani. Le Spinaci sono un grande aiuto per il sangue e rigenerano i globuli rossi.

Ingredienti:

- Sedano - 4 gambi, grandezza media 160g
- Cetrioli - 1/2 cetrioli 150g
- Uva - 2 tazze 180g
- Spinaci - 4 tazze 120g

Preparazione:

- **Lava accuratamente tutti gli ingredienti.**

- **Spremi bene e goditi subito questa bevanda fresca.**

Calorie totali: 219

Vitamine: Vitamina A 322ug, Vitamina C 37mg, Calcio 179mg

Minerali: Sodio 144mg, Potassio 1671mg

Zuccheri 38g

16.   Mix sorridente di Ananas

Ecco un'altra ricetta che si dovrebbe provare. Condividilo con la tua famiglia, perché è davvero straordinario se ti piace l'Ananas.

Benefici:

Bere succo di limone fa bene al cuore e aiuta anche nel controllo della pressione alta. Una carota al giorno riduce il rischio di ictus di circa il 66 per cento.

Ingredienti:

- Carote- 3 grandezza media 180g
- Limone - 1/2 frutti 40g
- Ananas - 1/4 frutto 225g
- Spinaci - 2 manciate 50g

Preparazione:

- **Lava accuratamente tutti gli ingredienti.**
- **Spremi bene e goditi subito questa bevanda fresca.**

Calorie totali: 202

Vitamine: Vitamina A 975ug, Vitamina C 150mg, Calcio 165mg

Minerali: Sodio 210mg, Potassio 1410mg

Zuccheri 37g

17.   Succo Delizia ai lamponi

Questa ricetta succosa è insolita con una varietà di ingredienti che normalmente non troverai da nessuna parte così dagli una possibilità e vedrai i risultati.

Benefici:

Le arance, essendo ad alto contenuto di Vitamina C possono aiutare a stimolare i globuli bianchi per combattere le diverse infezioni, e un recente studio le ha collegate all'abbassamento della pressione sanguigna.

Ingredienti:

- Lamponi - 3 tazze, 300g
- Radice di zenzero - 2 pollice 45g
- Lime (con scorza) - 2 frutti 134g
- Banana – 1 grandezza media 90g

Preparazione:

- **Lava accuratamente tutti gli ingredienti.**
- **Spremi bene e goditi subito questa bevanda fresca.**

Calorie totali: 285

Vitamine: Vitamina A 145ug, Vitamina C 219mg, Calcio 172mg

Minerali: Sodio 7mg, Potassio 1128mg

Zuccheri 48g

18.   Promessa del Cavolo riccio

Il Cavolo riccio è pieno di Vitamine e minerali necessari per aiutare il tuo corpo a ridurre la pressione alta e ti fanno sentire molto meglio durante il giorno. Aggiungi un po' più foglie, se non ti dispiace il sapore e così lo renderai più nutriente.

Benefici:

Il Cavolo riccio contiene diversi composti che abbassano la pressione alta e recenti studi hanno dimostrato che i limoni aiutano a ridurre il colesterolo.

Ingredienti:

- Mele - 2 grandezza media 320g
- Cavolo riccio - 2 foglie (8-12") 70g
- Limone (senza buccia) - 1 frutto 58g
- Pomodoro - 1 grandezza media intero 120g

Preparazione:

- **Lava accuratamente tutti gli ingredienti.**

- **Spremi bene e goditi subito questa bevanda fresca.**

Calorie totali: 275

Vitamine: Vitamina A 434ug, Vitamina C 91mg, Calcio 201mg

Minerali: Sodio 190mg, Potassio 1448mg

Zuccheri 45g

19. Carote Lime Max

Questo è un grande succo da servire dopo o durante un pasto. La combinazione di calcio e peperone dare un calcio nel sapore, ma la banana rende dolce degustazione. Se si sente che è ancora troppo forte nel sapore semplicemente aggiungere mezza banana più.

Benefici:

Il consumo regolare di carote riduce il colesterolo e riesce a prevenire problemi cardiaci connessi. Inoltre aiuta a pulire il fegato.

Ingredienti:

- Carote- 2 grandi 170g
- Sedano - 2 gambi, grandi 128g
- Lime - 1/2 frutti 32g
- Peperone - 1 peperone 14g
- Spinaci - 2 tazze 60g
- Banana – 1 grandezza media 90g

Preparazione:

- **Lava accuratamente tutti gli ingredienti.**
- **Spremi bene e goditi subito questa bevanda fresca.**

Calorie totali: 110

Vitamine: Vitamina A 875ug, Vitamina C 32mg, Calcio 127mg

Minerali: Sodio 255mg, Potassio 1329mg

Zuccheri 15g

20. Cetrioli Forti

Se avere un corpo sano è il tuo obiettivo devi provare questa ricetta. È possibile ridurre la quantità di cipolla, se non ti piace il sapore, ma sarebbe preferibile mantenerla per i reali benefici salutari del succo.

Benefici:

Il prezzemolo ha dimostrato di funzionare come antiossidante e aiuta a mantenere un sano livello di pressione sanguigna. Il Succo di Pomodoro è un'ottima fonte di Vitamina C, calcio e fosforo.

Ingredienti:

- Cetrioli - 1 cetriolo 300g
- Limone - 1 frutto 55g
- Cipolla - 15g
- Prezzemolo - 1 manciata 40g
- Pomodori - 2 piccoli interi 180g

Preparazione:

- **Lava accuratamente tutti gli ingredienti.**

- **Spremi bene e goditi subito questa bevanda fresca.**

Calorie totali: 79

Vitamine: Vitamina A 255ug, Vitamina C 105mg, Calcio 98mg

Minerali: Sodio 30mg, Potassio 1077mg

Zuccheri 10g

21. Mix di broccoli

Vediamo se questo delizioso succo ricetta è quello che stai cercando. Una delle grandi cose di queste ricette è che non prendono molto tempo per la preparazione ed i risultati sono eccezionali.

Benefici:

I Broccoli aiutano nel corretto funzionamento dell'insulina e regolano lo zucchero nel sangue, regolandone così anche la pressione.

Ingredienti:

- Mela - 1 grandezza media 180g
- Broccoli - 1 gambo 150g
- Carote- 2 grandi 110g
- Sedano - 3 gambi, grandi 190g
- Olio di oliva - 1 cucchiaio 13.5g

Preparazione:

- **Lava accuratamente tutti gli ingredienti.**

- **Spremi bene e goditi subito questa bevanda fresca.**

Calorie totali: 224

Vitamine: Vitamina A 1003ug, Vitamina C 110mg, Calcio 196mg

Minerali: Sodio 215mg, Potassio 1335mg

Zuccheri 19g

22.   Mix a sorpresa di Mirtilli

I Mirtilli hanno un ottimo gusto e sono meravigliosi antiossidanti. Mescolando questi ingredienti avrai un grande succo da bere in qualsiasi momento della giornata, non solo la mattina.

Benefici:

La Vitamine migliorano il tuo sistema vitale e si trovano in abbondanza nei mirtilli. I Mirtilli aiutano anche a mantenere un forte sistema immunitario.

Ingredienti:

- Mela - 1 grandezza media 180g
- Mirtilli - 1 tazza 140g
- Broccoli - 1 gambi 151g
- Pomodoro - 1 grandezza media intero 120g

Preparazione:

- **Lava accuratamente tutti gli ingredienti.**
- **Spremi bene e goditi subito questa bevanda fresca.**

Calorie totali: 203

Vitamine: Vitamina A 784ug, Vitamina C 102mg, Calcio 115mg

Minerali: Sodio 188mg, Potassio 1431mg

Zuccheri 39g

23. Succo salutare allo zenzero

Ecco qui un altro grande succo che si può godere in qualsiasi momento della giornata, basta assicurarsi di prepararlo 30 minuti prima di ogni pasto abbondante.

Benefici:

La pectina nelle carote diminuisce i livelli sierici di colesterolo e anche ricca di Vitamina A ottima per il miglioramento della vista.

Ingredienti:

- Carote- 2 grandezza media 120g
- Radice di zenzero - 1/2 12g
- Limone - 1 frutto 50g
- Spinaci - 2 manciate 50g

Preparazione:

- **Lava accuratamente tutti gli ingredienti.**
- **Spremi bene e goditi subito questa bevanda fresca.**

Calorie totali: 190

Vitamine: Vitamina A 1059ug, Vitamina C 71mg, Calcio 161mg

Minerali: Sodio 192mg, Potassio 1430mg

Zuccheri 31g

24.   Arancia Banana Mix

Questo è un meraviglioso succo per le persone che hanno seri problemi con la pressione sanguigna e problemi di cuore. Gli ingredienti in questo succo di frutta sono ricchi di nutrienti che aiuteranno a rafforzare il sistema immunitario.

Benefici:

Le Arance, essendo ricche di flavonoidi e Vitamina C sono conosciute per ridurre il rischio di malattie cardiache. Un famoso antiossidante chiamato esperidina flavonoide che si trova nelle arance può abbassare la pressione alta.

Ingredienti:

- Mele - 2 grandezza media 360g
- Radice di zenzero - 1/2 pollice 12g
- Lime- ½ 30g
- Arancia (senza buccia) - 1 frutto 130g
- Banana – 1 grandezza media 90g

Preparazione:

- **Lava accuratamente tutti gli ingredienti.**
- **Spremi bene e goditi subito questa bevanda fresca.**

Calorie totali: 166

Vitamine: Vitamina A 15ug, Vitamina C 71mg, Calcio 115mg

Minerali: Sodio 85mg, Potassio 982mg

Zuccheri 34g

25. Pompelmo per prevenire le malattie cardiache

Questo è un ottimo succo per aiutare a prevenire problemi di pressione sanguigna e del cuore. Il Pompelmo è un potente frutto con capacità di abbassare del colesterolo. È possibile aggiungere l'intero frutto se non ti dispiace il sapore e farà ancora meglio per te e il tuo cuore.

Benefici:

Comprendendo il sedano nella tua dieta aiuterà a proteggere il corpo contro le malattie cardiache e abbassa anche la pressione sanguigna. Le Carote hanno un effetto di pulizia sul fegato e aiuta a liberare più bile.

Ingredienti:

- Mela - 1 grande 200g
- Pompelmo - 1/2 grandi senza buccia 160g
- Barbabietola - 1 barbabietola 175g
- Carote- 4 grandezza media 244g
- Sedano - 1 gambo, grande 60g

Preparazione:

- **Lava accuratamente tutti gli ingredienti.**
- **Spremi bene e goditi subito questa bevanda fresca.**

Calorie totali: 175

Vitamine: Vitamina A 1632ug, Vitamina C 38mg, Calcio 181mg

Minerali: Sodio 398mg, Potassio 1651mg

Zuccheri 33g

26.   Potenza del melograno

Il Melograno è un delizioso frutto che aggiungerà un sapore caratteristico a questo succo quando lo aggiungerai agli altri ingredienti. Provalo mattina o pomeriggio, ma non è raccomandato per la sera.

Benefici:

Il Succo di Limone aiuta a controllare la pressione alta e previene lo stress mentale e la depressione.

Ingredienti:

- Mirtilli - 1 tazze 145g

- Limone – 1/2 frutti 30g

- Melograno - 1 melograno 280g

- Banana – 1 grandezza media 100g

Preparazione:

- **Lava accuratamente tutti gli ingredienti.**

- **Spremi bene e goditi subito questa bevanda fresca.**

Calorie totali: 176

Vitamine: Vitamina A 4ug, Vitamina C 42mg, Calcio 27mg

Minerali: Sodio 6mg, Potassio 580mg

Zuccheri 35g

27. Uno sprint in più

Che combinazione di Vitamine e minerali in questo succo di frutta! Cavolo riccio e spinaci insieme in una bevanda sarà spettacolare. Assicurati di bere questo succo almeno una volta alla settimana.

Benefici:

Le persone che mangiano due mele al giorno riducono il colesterolo di ben il 15%. Le mele possono anche abbassare la pressione sanguigna.

Ingredienti:

- Mele - 2 grandezza media 360g
- Cavolo riccio - 2 foglie 70g
- Spinaci - 2 tazze 50g
- Lime – ½ frutti 30g

Preparazione:

- **Lava accuratamente tutti gli ingredienti.**
- **Spremi bene e goditi subito questa bevanda fresca.**

Calorie totali: 132

Vitamine: Vitamina A 453ug, Vitamina C 87mg, Calcio 126mg

Minerali: Sodio 51mg, Potassio 815mg

Zuccheri 25g

28.   Carota tagliata

Assaggia questa ricetta e ti stupirai della sua delizia, e non dimentichiamo tutti quei nutrienti vitali che agiscono insieme. E' un must per le persone con ipertensione.

Benefici:

La pectina nelle carote abbassa i livelli sierici di colesterolo e alcuni studi mostrano che esse possano avere un ruolo nel ridurre la pressione sanguigna.

Ingredienti:

- Mele - 2 grandezza media 360g
- Carote- 2 grandezza media 120g
- Radice di zenzero - 1/2 pollice 12g
- Cetrioli -1 piccolo 200g

Preparazione:

- **Lava accuratamente tutti gli ingredienti.**
- **Spremi bene e goditi subito questa bevanda fresca.**

Calorie totali: 185

Vitamine: Vitamina A 750ug, Vitamina C 25mg, Calcio 54mg

Minerali: Sodio 48mg, Potassio 609mg

Zuccheri 27g

29.   Pesca adorata

Non importa che ora del giorno sia, questa ricetta succo può essere servita a qualsiasi ora. Scopri tutti gli ingredienti e preparati per un delizioso succo dal sapore davvero fantastico.

Benefici:

Le Pesche potrebbero aiutare a mantenere un livello di pressione arteriosa equilibrata e anche essere un purificatore del sangue.

Ingredienti:

- Carote- 3 grandezza media 130gg
- Limone - 1/2 frutti 42g
- Pesche - 5 grandezza media 750g
- Arancia- 1 grandezza media 120g

Preparazione:

- **Lava accuratamente tutti gli ingredienti.**
- **Spremi bene e goditi subito questa bevanda fresca.**

Calorie totali: 362

Vitamine: Vitamina A 520ug, Vitamina C 71mg, Calcio 215mg

Minerali: Sodio 401mg, Potassio 3024mg

Zuccheri 7g

30.   Dolce P

Ecco un altro grande succo di patate dolci che è pieno di Vitamine e minerali. E' molto ricco in beta-carotene, che è fondamentale nella prevenzione di ipertensione e problemi della pelle.

Benefici:

Le Patate dolci sono una buona fonte di nutrienti e le barbabietole hanno dimostrato di aiutare a pulire il sangue.

Ingredienti:

- Mele - 2 grandezza media 364g
- Barbabietola - 1 barbabietola 82g
- Patate dolci - 1 patate dolci, 130g
- Banana – 1 grandezza media 100g

Preparazione:

- **Lava accuratamente tutti gli ingredienti.**
- **Spremi bene e goditi subito questa bevanda fresca.**

Calorie totali: 201

Vitamine: Vitamina A 640ug, Vitamina C 16mg, Calcio 53mg

Minerali: Sodio 420mg, Potassio 3105mg

Zuccheri 30g

31. Ananas Arancia Mix

Una mente sana e un corpo sano dovrebbero essere il motto di ogni individuo. Aggiungere o ridurre la quantità di radice di zenzero e cavolo riccio a seconda delle preferenze.

Benefici:

Le arance hanno dimostrato di contribuire a ridurre la pressione sanguigna, e lo zenzero abbassa il colesterolo.

Ingredienti:

- Radice di zenzero - 1/2 pollice 12g
- Cavolo riccio - 4 foglie 140g
- Arancia - 1 piccola 96g
- Ananas - 1 tazza, a pezzi 165g
- Cetrioli - 1 300g

Preparazione:

- **Lava accuratamente tutti gli ingredienti.**
- **Spremi bene e goditi subito questa bevanda fresca.**

Calorie totali: 250

Vitamine: Vitamina A 594ug, Vitamina C 241mg, Calcio 203mg

Minerali: Sodio 39mg, Potassio 1160mg

Zuccheri 40g

32.   Sapore di Barbabietola e Pesca

Cosa c'è di più importante della tua salute? Prenditi il tempo per alimentare il tuo in modo corretto con vitamine e sostanze nutritive di cui ha bisogno con questo grande mix succoso. Non prestare attenzione al colore della bevanda perché il sapore è ciò che farà la differenza.

Benefici:

L'alto contenuto di ferro nelle barbabietole rigenera e riattiva le cellule del sangue. Esse normalizzano anche la pressione sanguigna abbassandola o innalzandola.

Ingredienti:

- Mela - 1 grandezza media 180g
- Barbabietola - 1 barbabietola 82g
- Limone - 1/2 frutti 29g
- Pesca -1 grandezza media 120g

Preparazione:

- **Lava accuratamente tutti gli ingredienti.**

- **Spremi bene e goditi subito questa bevanda fresca.**

Calorie totali: 180

Vitamine: Vitamina A 10ug, Vitamina C 101mg, Calcio 45mg

Minerali: Sodio 44mg, Potassio 760mg

Zuccheri 39g

33.   Spinaci energetici

Le spremute sono diventate un modo molto popolare per rimanere sani, ma non è così conosciuto come sarà in futuro. Bere questo succo mix di spinaci sarà un grande passo in avanti per tutti per avere i livelli di pressione arteriosa controllati.

Benefici:

La Radice di zenzero è ottima per ridurre la pressione sanguigna ed il rischio di cancro.

Ingredienti:

- Mele - 1 grandezza media 180g
- Carote- 2 grandezza media 120g
- Radice di zenzero - 1/2 pollice 12g
- Lime - 1 frutto 55g
- Spinaci – 2 manciate 50g

Preparazione:

- **Lava accuratamente tutti gli ingredienti.**

- **Spremi bene e goditi subito questa bevanda fresca.**

Calorie totali: 193

Vitamine: Vitamina A 1785ug, Vitamina C 98 mg, Calcio 94mg

Minerali: Sodio 156mg, Potassio 1459mg

Zuccheri 33g

34. FB Mix ssalutare

La tua salute dovrebbe essere trattata seriamente. Avere la pressione alta è grave e deve essere guardato con attenzione. Questo succo è un buon inizio per mantenere la pressione sanguigna stabilizzata.

Benefici:

Bere succo di finocchio è utile per le persone che soffrono di problemi cardiaci in quanto contiene potassio. Lo zenzero può aumentare la circolazione sanguigna e combattere la febbre.

Ingredienti:

- Mele - 2 grandezza media 360g
- Grumolo di finocchio (con le foglie) - 1 grumolo 230g
- Radice di zenzero - 1/2 pollice 12g
- Arancia (senza buccia) - 1 frutto 130g

Preparazione:

- **Lava accuratamente tutti gli ingredienti.**

- **Spremi bene e goditi subito questa bevanda fresca.**

Calorie totali: 153

Vitamine: Vitamina A 15ug, Vitamina C 70mg, Calcio 118mg

Minerali: Sodio 79mg, Potassio 1144mg

Zuccheri 31g

35. Barbabietola Veloce

Una buona soluzione per ogni tipo di problema di salute è l'aggiunta di frutta e verdura per le tue ricette succose. Controlla i benefici di tutti gli ingredienti contenuti da questo succo di frutta e con il sapore diverso del prezzemolo.

Benefici:

Il prezzemolo è stato utilizzato in studi su animali per aumentare la capacità antiossidante del sangue. Le Barbabietole sono utili per aiutare a pulire il fegato, e il fegato aiuta metabolizzare il grasso.

Ingredienti:

- Mela - 1 grandezza media 180g
- Barbabietola - 1/2 barbabietola 40g
- Carote- 3 grandezza media 180g
- Prezzemolo - 1 manciate 40g
- Lime – ½ 30g

Preparazione:

- **Lava accuratamente tutti gli ingredienti.**

- **Spremi bene e goditi subito questa bevanda fresca.**

Calorie totali: 119

Vitamine: Vitamina A 1174ug, Vitamina C 45mg, Calcio 121mg

Minerali: Sodio 190mg, Potassio 1005mg

Zuccheri 22g

36. Pino A spremuta in più

La combinazione di Ananas e mela regala a questo succo un gusto delizioso e gli altri ingredienti apportano molte vitamine e sono la scelta ideale per iniziare la giornata, o da gustare in qualsiasi altro momento.

Benefici:

Il Succo di Ananas è ricco di vitamine e potrebbe contribuire a ridurre la pressione sanguigna e anche a ridurre i livelli di colesterolo.

Ingredienti:

- Mela - 1 grandezza media 180g
- Limone - 1/2 frutti 25g
- Arancia (senza buccia) - 1 grandi 180g
- Ananas - 1/4 frutti 225g
- Cetrioli – 1 300g

Preparazione:

- **Lava accuratamente tutti gli ingredienti.**

- **Spremi bene e goditi subito questa bevanda fresca.**

Calorie totali: 215

Vitamine: Vitamina A 41ug, Vitamina C 140mg, Calcio 90mg

Minerali: Sodio 5mg, Potassio 837mg

Zuccheri 49g

37. Doppio Mango Arancia

Il tuo corpo evolve e se non ti prendi cura di esso, potresti incontrare diversi problemi. Uno dei quali è la pressione alta. Questa ricetta succosa ti aiuterà a controllare la tua ipertensione e prevenire altri problemi di salute in futuro.

Benefici:

Le Arance, essendo ricche di Vitamina C possono aiutare a stimolare i globuli bianchi a combattere le infezioni, e di conseguenza la costruzione di un buon sistema immunitario. Il Mango può aiutare a ridurre il colesterolo.

Ingredienti:

- Mela - 1 grandi 223g
- Limone (senza buccia) - 1/2 frutti 29g
- Mango (senza buccia) - 1 frutto 336g
- Arancia - 1 grandi 184g
- Spinaci – 50g

Preparazione:

- **Lava accuratamente tutti gli ingredienti.**

- **Spremi bene e goditi subito questa bevanda fresca.**

Calorie totali: 245

Vitamine: Vitamina A 146ug, Vitamina C 147mg, Calcio 91mg

Minerali: Sodio 4mg, Potassio 860mg

Zuccheri 50g

38. Delizia all'arancia

Prova questa ricetta succosa e vedrai tutti i benefici che apporta per farti sentire meglio ed energico tutto il giorno. Vedrai da subito che vorrai utilizzarla ogni giorno.

Benefici:

Le carote stimolano il sistema immunitario aumentando la produzione e le prestazioni dei globuli bianchi. Le arance possono abbassare la pressione alta.

Ingredienti:

- Mele - 2 grandi 400g

- Carote- 5 grandezza media 200g

- Arancia - 1 grande 184g

- Pesche - 2 grandi 350g

- Banana – 1 grandezza media 100g

Preparazione:

- **Lava accuratamente tutti gli ingredienti.**

- **Spremi bene e goditi subito questa bevanda fresca.**

Calorie totali: 379

Vitamine: Vitamina A 3376ug, Vitamina C 116mg, Calcio 220mg

Minerali: Sodio 291mg, Potassio 2521mg

Zuccheri 80g

39.   Lamponi leggeri

Questa ricetta succosa è ottima da utilizzarsi alla fine della giornata, perché farà rilassare il tuo corpo più velocemente prima di andare a letto. Fornirà anche un sacco di Vitamine e Minerali necessari per iniziare la giornata successiva.

Benefici:

I lamponi sono una grande fonte di vitamine e minerali. Essi abbassano la pressione sanguigna e migliorano la circolazione del sangue.

Ingredienti:

- Mele - 3 grandezza media 546g
- Lamponi - 1/2 tazze, interi 50g
- Radice di zenzero - 1/4 pollice 6g
- Arancia - 1 grande (184g)
- Lime – ½ frutti 25 g
- Spinaci – 50g

Preparazione:

- **Lava accuratamente tutti gli ingredienti.**

- **Spremi bene e goditi subito questa bevanda fresca.**

Calorie totali: 220

Vitamine: Vitamina A 23ug, Vitamina C 87mg, Calcio 80mg

Minerali: Sodio 5mg, Potassio 725mg

Zuccheri 41g

40. Mix per ridurre lo stress

Se lo stress è il tuo problema, allora dovresti vedere quali effetti questa ricetta avrà su di te. E 'davvero ottima e non dovrai più preoccuparti per la tua salute, dopo che sovraccaricherai il tuo corpo di sostanze nutritive.

Benefici:

Il sedano calma i nervi grazie all'alto contenuto di calcio e aiuta a controllare la pressione arteriosa alta. Il sedano deve essere consumato crudo per ridurre la pressione.

Ingredienti:

- Mela - 1 grandezza media 180g
- Sedano - 2 gambi, grandi 120gg
- Limone (con buccia) - 1/2 frutti 42g
- Banana – 1 grandezza media 100g

Preparazione:

- **Lava accuratamente tutti gli ingredienti.**
- **Spremi bene e goditi subito questa bevanda fresca.**

Calorie totali: 128

Vitamine: Vitamina A 101ug, Vitamina C 87mg, Calcio 140mg

Minerali: Sodio 124mg, Potassio 1027mg

Zuccheri 19g

41. B Vittoria

Questa ricetta dovrebbe essere in cima alla tua lista. Ha un grande contenuto di Vitamine e minerali. Il momento migliore della giornata per servirla sarebbe la mattina perché ti darà una grande spinta di energia.

Benefici:

Le Barbabietole sono ricche di carboidrati, nel senso che sono una grande fonte di energia immediata. Sono una buona purificatore per il sangue.

Ingredienti:

- Mela - 1 grande 200g
- Barbabietola - 1 barbabietola 170g
- Carote- 4 grandezza media 241g
- Sedano - 1 gambo, grande 60g

Preparazione:

- **Lava accuratamente tutti gli ingredienti.**
- **Spremi bene e goditi subito questa bevanda fresca.**

Calorie totali: 155

Vitamine: Vitamina A 1292ug, Vitamina C 34mg, Calcio 175mg

Minerali: Sodio 300mg, Potassio 1750mg

Zuccheri 30g

42.   Doppio gulp AA

Dopo un pasto, devi attendere 30-60 minuti prima di poter bere il succo di questa ricetta. Controlla gli ingredienti e preparala prima di iniziare. Preparati per una fonte molto sane e deliziosa di Vitamine e minerali.

Benefici:

L'avocado ridurre il rischio di malattie cardiache e aiuta il sistema immunitario.

Ingredienti:

- Mele – 1 grandezza media 150g
- Avocado - 1 avocado 188g
- Lime - 1 frutto 60g
- Spinaci - 2 tazze 60g

Preparazione:

- **Lava accuratamente tutti gli ingredienti.**
- **Spremi bene e goditi subito questa bevanda fresca.**

Calorie totali: 353

Vitamine: Vitamina A 243ug, Vitamina C 47mg, Calcio 164mg

Minerali: Sodio 152mg, Potassio 1788mg

Zuccheri 20g

43. BALK succo

Se vuoi iniziare a controllare la tua ipertensione in modo rapido ed efficace, allora dovresti iniziare con questo succo. E' facile da preparare ed ha un'alta fonte di antiossidanti necessari per prevenire tutti i tipi di malattie.

Benefici:

Diverse sostanze nutritive contenute nei kiwi, tra cui ferro, rame e Vitamine. Gli studi indicano che potrebbe contribuire a ridurre le malattie cardiache.

Ingredienti:

- More - 1 tazza 120g
- Kiwi - 1 frutto 69g
- Mela -2 grandi 360 g
- Lime – ½ 30 g

Preparazione:

- **Lava accuratamente tutti gli ingredienti.**
- **Spremi bene e goditi subito questa bevanda fresca.**

Calorie totali: 183

Vitamine: Vitamina A 80ug, Vitamina C 110mg, Calcio 75mg

Minerali: Sodio 7mg, Potassio 560mg

Zuccheri 30g

44.   Doppio Mix giornaliero

In effetti uno stile di vita sano dovrebbe consistere nel fare esercizi quotidiani e prenderti cura della tua dieta. Ecco perché questo succo dovrebbe essere preso spesso e di mattina per aiutarti a iniziare la giornata con una forte dose di beta-carotene.

Benefici:

Il sedano e le mele abbassano la pressione alta, e sono una fonte eccellente di nutrienti.

Ingredienti:

- 2 grandi Carote, 200g
- Pomodori -1 grandezza media 110g
- Mela – 1 grandezza media 100g
- Sedano -1 gambo 50g

Preparazione:

- **Lava accuratamente tutti gli ingredienti.**
- **Spremi tutto insieme e goditi questa bevanda fresca da subito.**

Calorie totali: 163

Vitamine: Vitamina A 400µg, Vitamina C 15mg, Calcio 20mg

Minerali: Sodio 13mg, Potassio 223 mg

Zuccheri 15g

45.   Patate piccanti

Se stavi cercando qualcosa che può aiutare con i problemi di salute riguardanti la pressione sanguigna dovresti provare questa ricetta e fare un tentativo. Potresti berla al mattino, ma anche durante il giorno. Sembra ottima e ha un sapore ancora migliore grazie a tutti gli ingredienti dolci che ha.

Benefici:

Le arance sono una grande fonte di vitamina e possono anche aiutare a ridurre la pressione alta.

Ingredienti:

- Mele – 2, 360g
- Sedano - 1 gambi, 65g
- Arancia (senza buccia) - 125g
- Patate dolci - 120g
- Banana – 1 grandezza media 100g

Preparazione:

- **Lava accuratamente tutti gli ingredienti.**

- **Spremi tutto insieme e goditi questa bevanda fresca da subito.**

Calorie totali: 330

Vitamine: Vitamina A 690µg, Vitamina C 75mg, Calcio 150mg

Minerali: Sodio 76mg, Potassio 349mg

Zuccheri 55g

46.   Calcio potente

Ci sono un sacco di ricette succose che ti daranno risultati positivi per la salute, ma questa è specifica per l'ipertensione. È possibile eliminare il lime se senti che dà un sapore troppo forte per il tuo palato.

Benefici:

Le carote aumentano i globuli bianchi e contribuiscono ad eliminare i liquidi in eccesso dal corpo. La pressione arteriosa è ridotta anche da questo.

Ingredienti:

- Carote- 2 grandezza media 120g

- Sedano - 1 gambo, 50g

- Pomodori - 2 grandezza media interi 220g

- Banana – 1 grandezza media 100g

- Lime – ½ 25g

Preparazione:

- **Lava accuratamente tutti gli ingredienti.**

- **Spremi tutto insieme e goditi questa bevanda fresca da subito.**

Calorie totali: 85

Vitamine: Vitamina A 900µg, Vitamina C 140mg, Calcio 197mg

Minerali: Sodio 24mg, Potassio 268mg

Zuccheri 14g

47.   Mix di massima forza

Questa ricetta è ottima se servita la mattina grazie del gusto forte che ha ed agli effetti meravigliosi che avrà sul tuo corpo per tutta la giornata. È possibile aggiungere o ridurre gli ingredienti per soddisfare le tue esigenze ed il tuo palato.

Benefici:

Le Mele sono una grande fonte di Vitamine e sono note anche per abbassare la pressione alta e apportano un elevato contenuto di sostanze nutritive.

Ingredienti:

- Mele -1 grandi – 120g
- Radice di zenzero - 45g
- Pompelmo (senza buccia)- 300g

Preparazione:

- **Lava accuratamente tutti gli ingredienti.**
- **Spremi tutto insieme e goditi questa bevanda fresca da subito.**

Calorie totali: 220

Vitamine: Vitamina A 123µg, Vitamina C 200mg, Calcio 139mg

Minerali: Sodio 9mg, Potassio 220mg

Zuccheri 42g

48.   Mix di Fragole energetiche

Questo succo è molto ricco in Vitamina C grazie a tutte le fragole che vi sono contenute e al limone. Il beta-carotene rende questa una bevanda impressionante.

Benefici:

Le Fragole contribuiscono a ridurre il tasso di mortalità per cancro, e sono note per ridurre il rischio di malattie cardiache.

Ingredienti:

- Mele – 1 grandi 120g
- Limone - 1/2 frutti 32g
- Fragole - 2 tazze, 230g
- Carota - 1 piccola, 50g

Preparazione:

- **Lava accuratamente tutti gli ingredienti.**
- **Spremi tutto insieme e goditi questa bevanda fresca da subito.**

Calorie totali: 190

Vitamine: Vitamina A 11µg, Vitamina C 185mg, Calcio 68mg

Minerali: Sodio 4mg, Potassio 850mg

Zuccheri 40g

49. Succo extra energetico

Sappiamo tutti come le verdure e la frutta siano molto salutari per il nostro corpo, ed è per questo che si dovrebbero iniziare a bere tutte le ricette che contengono una grande varietà tra di loro, ma con grande sapore. Questa è una bevanda insolita e può essere adattata, con qualsiasi degli ingredienti a disposizione, in quanto non hanno un sapore forte.

Benefici:

Studi hanno dimostrato che i Lamponi potrebbero abbassare la pressione sanguigna e sono ottimi per stimolare il sistema immunitario.

Ingredienti:

- Cavolini di Bruxelles – 1 cavolino 17g
- Cetrioli -1, 300g
- Ananas – ¼ 220g
- Spinaci – 2 manciate 50g
- Lamponi – 2 tazze 190g

Preparazione:

- **Lava accuratamente tutti gli ingredienti.**
- **Spremi tutto insieme e goditi questa bevanda fresca da subito.**

Calorie totali: 150

Vitamine: Vitamina A 410μg, Vitamina C 204mg, Calcio 209mg

Minerali: Sodio 79mg, Potassio 470mg

Zuccheri 34g

50. Succo BOAP

Avere poco tempo e uno stile di vita con tutte le giornate occupata non è una scusa per non concentrarsi sul controllo della pressione sanguigna alta, quindi assicurati di fare ciò che è necessario per migliorare salute su una base costante.

Benefici:

Le arance hanno un alto contenuto di Vitamina C e riducono il rischio di malattie cardiache, e potrebbero anche abbassare i livelli di pressione sanguigna.

Ingredienti:

- Mela - 1 grandezza media 180g
- Arance - 2 grandi 365g
- Pesche - 2 grandezza media 300g
- Banana – 1 grandezza media 120g

Preparazione:

- **Lava accuratamente tutti gli ingredienti.**

- **Spremi tutto insieme e goditi questa bevanda fresca da subito.**

Calorie totali: 940

Vitamine: Vitamina A 50µg, Vitamina C 110mg, Calcio 100mg

Minerali: Sodio 30mg, Potassio 120mg

Zuccheri 40g

ALTRI GRANDI TITOLI DELL'AUTORE

40 Ricette per la Perdita di Peso per Uno Stile di Vita Frenetico: La soluzione per trattare il grasso

di

Joseph Correa

Nutrizionista Sportivo Certificato